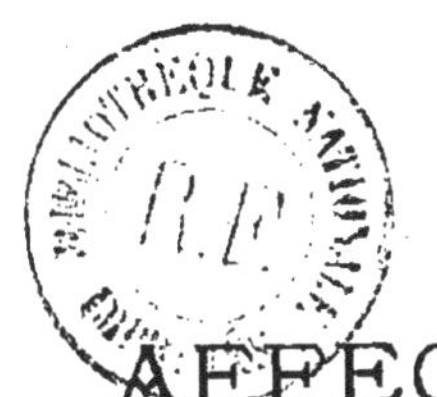

TRAITEMENT

DES

AFFECTIONS CARDIAQUES

PAR

LE SIROP ET LES PILULES

DE CONVALLARIA MAIALIS

PAR

A. LANGLEBERT

Observations Cliniques

DES

AFFECTIONS CARDIAQUES

TRAITEMENT

PAR LE

CONVALLARIA MAIALIS

PAR

A. LANGLEBERT

PARIS
Imprimerie A. CLAVEL, 9, cité d'Hauteville

1884

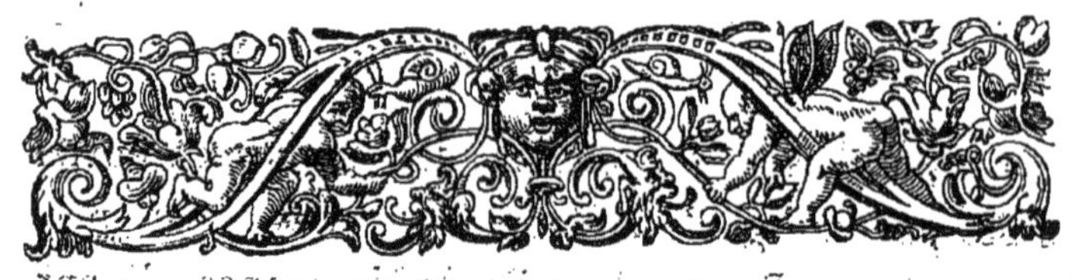

Encouragés par la réputation toujours croissante du *Sirop et des Pilules de Langlebert au Convallaria Maïalis ;* autorisés par l'extension constante de l'emploi de ces préparations, tant en France qu'à l'étranger, nous prenons la liberté de mettre sous vos yeux quelques observations empruntées aux différentes communications qui ont paru sur ce sujet. Ces observations sont une indication abrégée des nombreuses affections cardiaques dans lesquelles le Sirop et les Pilules de Convallaria Maïalis bien préparés, apportent au praticien impartial, un auxiliaire puissant et fidèle, en même temps qu'inoffensif dans son application.

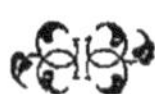

I. — INSUFFISANCE MITRALE ; ARYTHMIE

Homme de quarante trois ans, tailleur, entré le 16 mai à l'Hôtel-Dieu. — Pas de rhumatismes. — Début en 1876 par une bronchite, anasarque généralisé et taches de purpura. — Guéri au bout de deux mois. — Depuis lors, bronchites fréquentes, haleine courte. Il y a quatre mois, attaque d'asystolie, œdème des jambes et purpura. — Traité par la digitale à l'hôpital Cochin, sort au bout de deux mois. — Repris, à l'asile de Vincennes, d'oppression avec ictère, œdème des jambes, taches de purpura. Rentré à l'hôpital, d'où il est sorti il y a quinze jours. — Depuis cinq jours, l'oppression reparaît, douleur à l'épigastre et dans l'hypocondre droit. — Nouvelles taches de purpura. — Oppression considérable, allant presque jusqu'à l'orthopnée. — Palpitations. — Bronchite ronflante et râles muqueux dans les bases. Cœur gros et dilaté. — Arythmie. Souffle bref et rude à la pointe. Pulsations très étendues. Douleur épigastrique. Foie hypertrophié et douloureux. Pouls petit, irrégulier, inégal. Pas d'œdème. Urine rare, sans albumine.

Du 17 au 18, urine, 600 gr. dans les vingt-quatre heures. — Sirop de Convallaria Maïalis, une cuillerée. — Dès le lendemain, urine, 2,000 gr. — Le surlendemain, 3,500 gr., puis 3,000 gr. — Toujours même dose d'extrait (cinquante centigrammes). — La dypsnée disparaît. — Les râles de congestion ne s'entendent plus le 22. — Le foie est redevenu normal.

Prof. G. Sée.

Communications à l'Académie de médecine.

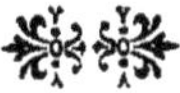

II. — MALADIE DE BASEDOW

État de la malade. — Yeux saillants, pupilles égales, dilatées; corps thyroïde hypertrophié; œdème des membres inférieurs, aménorrhée, toux nerveuse, agitation;

tremblements particuliers des membres inférieurs et supérieurs exagérés par les mouvements ressemblant au tremblement alcoolique ; coliques sans diarrhée ; chaleur à la peau avec sueurs profuses, insomnies. Battements du cœur forts ; frémissement cataire ; à l'auscultation on entend un souffle au second temps à la pointe ; à la base un bruit de frottement double, diastolique et systolique. — Le pouls est petit, fréquent. 140 pulsations. Urines rares.

7 juin. — Trois cuill. de Sirop de Convallaria Maïalis, — Urines, 600 gr. — Pouls, 140.

9 juin. — Urines, 1.500 gr. — Pouls 110.

10 juin. — Urines, 1,800 gr. — Pouls 104.

11 juin. — Urines, 1.900 gr. — Pouls, 108.

Les palpitations ont disparu ; l'agitation nerveuse a diminué considérablement ; l'œdème des membres inférieurs n'existe plus ; la malade dort.

12 juin. — Urines, 1,600 gr. — Pouls, 104. — Calme, plus fort, le souffle est plus rude.

13 juin.	— Urines,	1,800 gr.	— Pouls,	105
14 —	—	1,700 gr.	—	104
15 —	—	1,800 gr.	—	104
16 —	—	1,800 gr.	—	102
18 —	—	1,900 gr.	—	93

L'exophtalmie a à peu près disparu. — Les palpitations n'existent plus ; pas d'agitation nerveuse ; la toux a considérablement diminué ; pas de tremblements, plus de sueurs ni de douleurs abdominales. — La malade quitte l'hôpital.

Dr Filhoud Lavergne.
(Thèse).

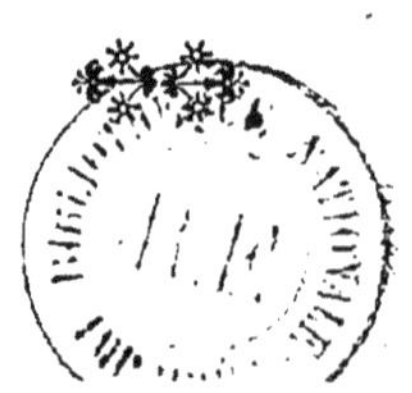

III. — HYPERTROPHIE DU CŒUR AVEC RÉTRÉCISSEMENT MITRAL CHEZ UN DIABÉTIQUE

État du malade : Hydropisie générale, dypsnée, anurie presque complète, malgré l'usage exclusif du lait.

Deux cuillerées de Sirop de Convallaria Maïalis (un gramme d'extrait), les urines reparurent et s'élevèrent à 2,000 gr. au bout de quatre jours.

Diminution de l'hydropisie. — Le souffle s'atténua et le malade put dormir, marcher sans éprouver de dypsnée bien marquée.

Prof. G. Sée.

(Communications à l'Académie de medecine.

IV. — INSUFFISANCE MITRALE. — ARYTHMIE

F. B., soixante-seize ans, ménagère. — Gêne de la respiration depuis quelques années. — Toux, dypsnée, œdème des extrémités ; est incapable de tout travail ; œdème considérable des membres inférieurs et de l'abdomen. — Ascite. — Dilatation bilatérale des jugulaires. — Râles crépitants et sous crépitants aux deux bases. Pouls petit, irrégulier, urine rare, décolorée, avec dépôt abondant. — Souffle systolique à la pointe, perçu dans toute la région précordiale.

28 août. — Une garde-robes en vingt quatre heures ; à peine 100 gr. d'urine depuis la veille. — Deux cuillerées de Sirop de Convallaria Maïalis (un gramme d'extrait).

29 août. — Urines, 250 gr.

30 — — 1,100 gr.

31 — — 3,500 gr. — L'œdème disparaît. — Pouls, 88, un peu irrégulier ; quelques intermittences ; respiration normale.

1er septembre. — Pouls sensiblement plus lent, irrégulier. — L'œdème des membres a notablement diminué. — 2,800 gr. d'urines. — Deux gardes-robes.

2 septembre. — 3,500 gr. d'urines. — 2 selles, pouls de plus en plus régulier.

3 septembre — 1,800 gr. d'urines, 1 selle, pouls, 70. — Plus de traces d'œdème.

4 septembre. — 1,600 gr. — Accès de céphalagie pendant la nuit, on supprime l'extrait de Maïalis.

5 septembre. — La malade se lève. — Deux litres d'urine.

8 septembre. — 1,400 gr. d'urine. — Encore de l'arythmie.

12 septembre. — L'œdème reparaît. — Un litre d'urine. — On reprend le Sirop de Convallaria Maaïalis pendant deux jours.

15 septembre. — Les urines ont augmenté et l'œdème malléolaire a disparu. — Suppression du Sirop de Maïalis.

26 septembre. — Le malade se sent bien moins, on reprend le Sirop de Maïalis.

29 septembre. — Amélioration. — Urine 2,000 gr. — A partir de ce jour, le bien-être se maintient, et le 12 octobre, aucun trouble circulatoire n'a reparu.

Prof. DESPLATS (Lille).
Union médicale.

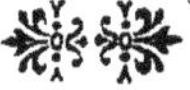

V. — ARYTHMIE AVEC HYPERTROPHIE DU CŒUR.

L'ARYTHMIE datait de six mois. — Sous l'influence du Sirop de Maïalis, à la dose de deux cuillerées, soit un gramme d'Extrait, les irrégularités disparurent dès le second jour et ne reparurent plus. Le traitement fut continué un mois.

Prof. G. SÉE.
Communications à l'Académie de médecine.

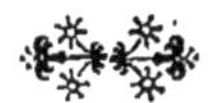

VI. — INSUFFISANCE AORTIQUE

R., 31 ans, cuisinier. A été soigné antérieurement pour des palpitations et de l'œdème. — Il est pris de douleurs dans les genoux et les pieds, palpitations plus fréquentes, oppression qui interrompt le sommeil. Crampes dans les jambes et dans les bras. Au lever, vertiges et éblouissements ; l'appétit est mauvais. Le cœur est gros, la pointe bat dans le septième espace intercostal, elle soulève la paroi thoracique. Battement des carotides. A l'auscultation, on entend un double souffle à la base, un souffle en jet de vapeur au deuxième temps, un léger souffle au premier temps. Le pouls est bondissant, régulier. Dans les poumons, râle de congestion, toux avec quelques crachats sanguinolents.

27 juin. — Albumine en quantité. — Urines 800 gr. Pouls 102. Trois cuillerées de Sirop de Maïalis. — (1 gr. 50 d'Extrait).

28 juin. — Urines 1800 gr. Pouls 75
29 juin. — Urines 1100 gr. Pouls 76
1 juillet. — Urines 1500 gr. Pouls 68

Le malade a bien dormi la nuit. — L'oppression est moindre. — L'appétit revient.

2 juillet. — Urines 2200 grammes.
3 juillet. — Urines 2000 —
4 juillet. — Urines 3000 —
5 juillet. — Urines 1900 — Pouls 76. — Le malade va beaucoup mieux.
6 juillet. — Urines 3000 grammes.
7 juillet. — Urines 2500 —
8 juillet. — Urines 3500 —
9 juillet. — Urines 3400 —
10 juillet. — Urines 3000 —

On supprime le Maïalis.

Dr SILHOUD LAVERGNE.
(Thèse).

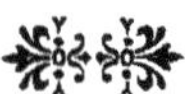

VII. — ASTHME DÉPENDANT D'EMPHYSÈME VÉSICULAIRE

HOMME de 63 ans, atteint d'une dypsnée excessive, avec tous les signes de l'emphysème pulmonaire, compliqué de dilatation du cœur. — 4 octobre. 1 gr, 25 d'Extrait de Maïalis ; vingt minutes après, il déclare qu'il respire avec beaucoup plus de facilité, malgré une marche rapide de plusieurs minutes dans la salle d'attente de l'hôpital. Le 22 décembre, après traitement non interrompu avec l'extrait de Maïalis, la respiration est devenue relativement calme.

Le malade repose la nuit et peut dormir couché sur le dos. Durant les dix-sept dernières années, il a pris nombre de remèdes prescrits par divers médecins, mais il a affirmé n'avoir jamais éprouvé un soulagement pareil à celui que lui procure l'Extrait de Convallaria Maïalis.

Dr REVERLY ROBINSON.
Médical Record — New-York.

VIII. — RÉTRÉCISSEMENT MITRAL PAR ENDOCARDITE AIGUE PUERPÉRALE

ENTRÉE à la clinique, 22 avril, avec gangrène bien délimitée. — Le malade était apyrétique, avec une dypsnée légère. Le cœur était augmenté dans ses dimensions, surtout à droite ; souffle présystolique rude à la pointe : pouls petit, fuyant, 108 pulsations. R. 32.

Extrait de Maïalis, 50 cent. en six pilules, une toutes les deux heures.

27 avril. — Pouls 96. R. 24. La dypsnée a disparu, même traitement jusqu'au 7 mai. — Pendant toute cette période, l'état de la malade est des plus satisfaisants. — Dans ces expériences, auxquelles on pourrait ajouter un *cas d'insuffisance aortique avec angine de poitrine* et *hypertrophie énorme du ventricule gauche*, le nouveau médicament a fourni des résultats absolument positifs pour la régularisation et le ralentissement des battements cardiaques, et la cessation des palpitations.

Prof. SILVESTRINI.
Exp. Clinique de Parme.

IX. — DILATATION PRIMITIVE DU CŒUR

Le malade âgé de 43 ans, primitivement traité à l'Hôtel-Dieu y rentre le 4 juin. Oppression, œdème des jambes remontant jusqu'au haut des cuisses, gonflement du ventre; ascite; gonflement du foie très douloureux à la pression. — Teinte ictérique des yeux. — Orthopnée avec angoisse précordiale. — Arythmie complète, sans souffle; battements tumultueux très étendus. Pouls petits, irrégulier, faible. — Artères sinueuses et dures. Urines rares, pas d'albumine. — 500 gr. d'urine. — 5 juin, une cuillerée de Sirop de Maïalis, (10. 50 d'extrait). — Le 8 juin, urines 800 gr. — Le 9 juin 1000 gr., puis 1800 gr.; 2000 gr.; 2500 gr. — L'œdème des jambes disparaît en partie, il reste un peu d'œdème malléolaire. — Le cœur devient plus régulier, le pouls plus fort. — Le malade, très constipé à son entrée, va régulièrement à la selle.

Prof. G. Sée.
Comm. à l'Académie de Médecine.

Dans le *Medical Record*, nous trouvons entr'autres observations de M. le Docteur Ling Taylor, médecin en chef de l'hôpital Roosevelt, cinq cas d'affections cardiaques. Chez ces malades, l'extrait de Convallaria Maïalis détermina le ralentissement du pouls et de la respiration, l'augmentation des urines, la disparition de l'œdème.

X. — PÉRICARDITE, INSUFFISANCE AORTIQUE

P. 51 ans. — Rhumatisme articulaire aigu, il y a quatre ans, depuis lors oppression. Foie petit, cœur gros, souffle au second temps, à la base, frottement. Pouls petit, irrégulier. Œdème des jambes. Urines claires, léger nuage d'albumine.

1er nov.	on donne le Sirop de Maïalis ;	urines 2000 gr.
2	— — —	urines 4000 gr.
3	— — —	urines 3000 gr.
4	— on supprime le Sirop de Maïalis ;	urines 2000 gr.
5	— — —	urines 1800 gr.
6	— — —	urines 1800 gr.

L'œdème a disparu, l'oppression est moindre, le malade dort.

Dr TALAMON.
Chef de clinique, (thèse du Dr Filhoud).

Ainsi qu'il résulte des observations précédentes, et des nombreuses que nous possédons, l'emploi du Sirop ou des Pilules de Convallaria Maïalis est toujours indiqué et se recommande d'une façon indiscutable par ses merveilleux résultats, chaque fois que le praticien se trouve en présence d'une des affections suivantes :

Insuffisance mitrale avec ou sans arythmie.

Rétrécissement mitral.

Maladie de Basedow.

Anévrisme de l'aorte.

Insuffisance aortique.

Hypertrophie du cœur avec ou sans rétrécissement.

Dypsnée intense.

Péricardite chronique.

Toute affection cardiaque produisant une hydropisie générale.

Il est inutile d'insister sur l'avantage que présente un médicament toujours exactement dosé et préparé de façon toujours uniforme. — Aussi nos préparations, ont-elles rapidement conquis droit de cité. — Le Sirop de *Convallaria Maïalis Langlebert,* qui a servi de base à la plupart des expériences précitées, contient par cuillerées une quantité constante d'Extrait, et se prescrit à la dose de deux, puis trois cuillerées par jour, de préférence au moment des repas, soit pur, soit dans un peu d'eau. Son usage a pu être continé impunément pendant dix-huit mois et deux ans chez des malades qui ne pouvaient supporter la digitale.

Les Pilules de *Convallaria Maïalis Langlebert*, doivent se prendre à la dose de deux pilules, trois fois par jour. Elles sont dosées exactement et l'usage en peut être prolongé et même augmenté sans crainte aucune d'intoxication.

A. Langlebert

Pharmacien de 1re classe, Ex-interne des hôpitaux de Paris
55, rue des Petits-Champs.

N. B. — Le Sirop et les Pilules de Langlebert se trouvent dans toutes les bonnes pharmacies. Dépositaires pour la vente en gros: MM MICHELAT et LESUEUR, 9, rue des Guillemites, PARIS.

www.ingramcontent.com/pod-product-compliance
Ingram Content Group UK Ltd.
Pitfield, Milton Keynes, MK11 3LW, UK
UKHW020503220726
13923UKWH00006B/2723